CONSIDÉRATIONS

SUR LE

CHOLÉRA ASIATIQUE,

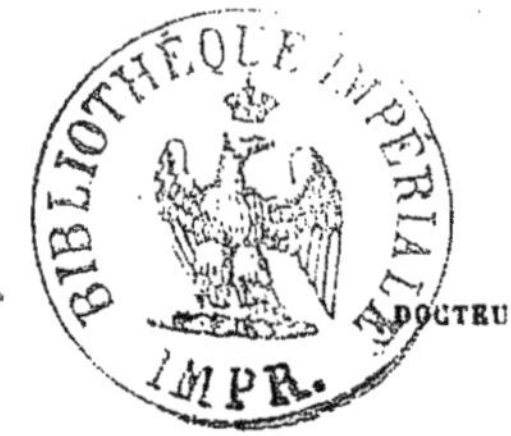

PAR

L.-CH. JULIEN,

DOCTEUR EN MÉDECINE A VAUCONCOURT (HAUTE-SAONE).

Septembre 1854.

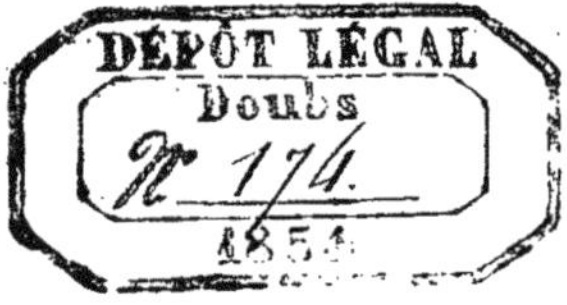

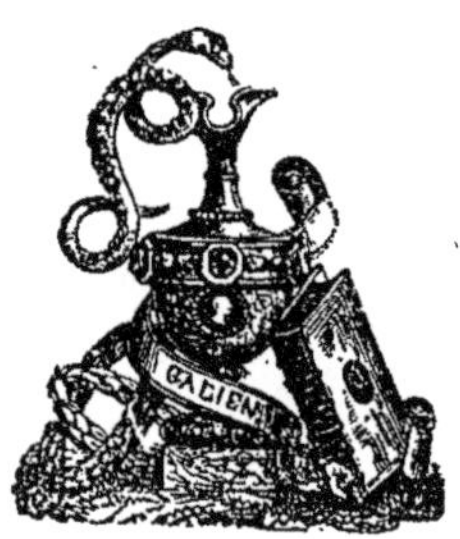

BESANÇON,

IMPRIMERIE ET LITHOGRAPHIE DE J. JACQUIN,

Grande-Rue, 14, à la Vieille-Intendance.

1854.

CONSIDÉRATIONS

SUR LE

CHOLÉRA ASIATIQUE.

L'épidémie qui a ravagé deux fois l'Europe a jeté de nouveau le deuil dans nos provinces. Le choléra asiatique, dans sa nouvelle invasion, a frappé le monde entier à la fois, l'Europe, l'Asie, l'Afrique et l'Amérique, qu'il parcourt encore avec le cortége de ses accidents les plus graves et cette marche mystérieuse qui se joue des efforts de la science.

Ainsi ne se sont que trop accomplies les prédictions de plusieurs médecins, qui, dans une étude sérieuse de la constitution médicale et des maladies régnantes de l'année dernière et de cette année, pouvaient, jusqu'à un certain point, prévoir les ravages d'un fléau dont l'apparition nouvelle à l'étranger nous inspirait déjà à nous-même des craintes bien fondées.

En présence de cette épidémie, qui continue à sévir et qui doit fixer l'attention spéciale du médecin, témoin, pendant plus de trois mois, de tant de malheurs, dont nos contrées conserveront longtemps un douloureux souvenir, j'ai cru devoir présenter le résultat succinct de mes observations, des impressions que j'ai reçues en suivant la marche et les progrès du fléau dans nos localités, si tristement et si cruellement éprouvées. On sait en effet que le département de la Haute-Saône est celui qui a payé le plus large tribut à l'épidémie. C'est pour nous un motif nouveau de nous préoccuper sérieusement de cette étude, dont je ne me suis point, personnellement, dissimulé les difficultés trop réelles, mais à laquelle, cependant, nous nous devons tous.

Un élément important à connaître, dans l'étude d'une maladie, c'est la cause immédiate, essentielle de cette maladie ; connaissance utile, parce qu'elle constitue une des premières données du problème de la nature de l'affection, parce qu'elle permet d'élever sur une base solide, rationnelle, le système de la médecine prophylactique et de la thérapeutique.

Cet élément, cette cause première, essentielle, du choléra, nous échappe encore, comme la nature intime elle-même de cette affection reste jusqu'alors inconnue.

Lorsque nous étudions, en effet, les conditions dans lesquelles éclate cette épidémie, nous découvrons un certain nombre de causes qui semblent concourir à son développement, mais des causes prédisposantes, incapables de provoquer seules son apparition. Nous cherchons inutilement cette cause directe, déterminante, appréciable, qui nous explique la brusque apparition de cette affection, l'instantanéité, la gravité, la multiplicité des cas, les pérégrinations capricieuses de cette maladie, paraissant, disparaissant dans les contrées les plus opposées, pour s'y reproduire ensuite, et toujours sans cause évidente. Nous interrogeons en vain l'âge, la constitution, le sexe, la profession, l'insalubrité, les excès ; toutes ces causes ne nous apparaissent que comme des causes accessoires, prédisposantes.

Cependant, quelques-unes de ces conditions, nous devons bien le reconnaître, jouent un certain rôle dans le développement de l'épidémie ; elles semblent au moins lui donner un surcroît d'activité, qui fait du choléra une maladie terrible.

Nous nous arrêterons sur quelques-unes de ces causes, qui nous ont paru les plus graves, et dont nous devons prévenir et combattre les désastreuses influences.

Voyons les localités où le fléau semble sévir avec le plus d'intensité, ses lieux de prédilection. Ce sont les lieux bas et humides, où règnent l'insalubrité, toutes les conditions susceptibles d'engendrer une mauvaise aération. Ainsi, nous avons vu le fléau décimer les parties basses, humides de nos villages, et respecter les lieux élevés, où l'aération est large et facile.

Tel est le fait général qui nous a frappé, et que nous pouvions souvent constater en 1849. L'épidémie, nous le savons, a bien sévi dans quelques localités où l'élévation du sol semblait devoir les préserver du fléau; mais, disons-le, là existaient aussi des foyers d'infection, dans la plupart au moins de ces localités. Nous y constations cette insalubrité, cette insuffisance même d'aération, dont d'autres aussi auront apprécié tout le degré d'influence.

Enfin, le fléau se serait manifesté au milieu des conditions d'hygiène les plus satisfaisantes. D'abord, ce fait ne serait que l'exception et non la règle; ensuite, s'est-on bien demandé si, à côté de ces conditions d'hygiène si favorables, il n'existait pas d'autres causes éloignées, mais appréciables, dont les effets consécutifs révélaient seuls l'existence? Et, d'ailleurs, des foyers d'épidémie n'étendent-ils pas leur influence à des distances où règne l'hygiène la plus sûre?

Ainsi, nous le répétons, l'insalubrité, le défaut d'aération, telles sont les conditions dans lesquelles nous avons vu l'épidémie sévir avec le plus d'intensité, les causes dont l'influence nous a semblé le mieux démontrée. Il y a presque toujours eu relation constante entre ces causes et la gravité de la maladie.

Si l'état actuel de la science ne nous permet pas aujourd'hui de saisir la cause essentielle, déterminante du fléau, l'expérience et l'histoire nous apprennent les localités de prédilection où cette cause prend naissance, et, avec cette donnée, nous arrivons, en quelque sorte, à saisir les divers éléments servant à sa formation.

Nous voyons le choléra prendre naissance sur les bords du Gange, la peste sur les bords du Nil, la fièvre jaune à l'embouchure de l'Orénoque. C'est dans des lieux semblables, dans les autres parties du monde, c'est-à-dire dans les vastes deltas, que les fièvres intermittentes, pernicieuses, font sentir leurs funestes effets; en sorte que nous pouvons dire, avec le docteur Fourcault, que les vastes dépôts de terres d'alluvion ont le triste privilége de produire les affections endémiques et épidémiques les plus terribles. Le choléra est-il le résultat de l'un de ces miasmes? Nous avons des raisons sérieuses de le croire. Sans doute, le miasme cholérique n'est nécessairement point celui de la fièvre jaune ou de la peste ; s'il y avait identité, il y aurait nécessairement résultat unique; mais il reste toujours ce fait, un rapport marqué entre l'existence de ces divers fléaux et la constitution géologique du sol. Là où il y a terrain d'alluvion, production de matières végétales et animales, de l'eau et une température élevée, il y a possibilité du développement d'une maladie pestilentielle. Il y a là tous les principes de décomposition organique, de putréfaction, toutes les conditions nécessaires au dégagement de miasmes pestilentiels. C'est encore dans ces mêmes terrains que le choléra sévissait en 1849 avec le plus d'intensité, dans toutes les circonstances où les quatre éléments de sa production se trouvaient en présence.

Aussi voyons-nous jusqu'ici, qu'en s'éloignant des lieux de sa naissance pour s'établir dans d'autres contrées, le choléra perd de son intensité et de sa fréquence en raison directe de l'élévation du sol et de la diminution de l'humidité à la surface de la terre.

Ces faits établis, n'arrivons-nous pas à voir la plus grande analogie entre ces conditions physiques et celles que nous représentent, au milieu de nous, ces quatre éléments : matières végétales et animales, eau et chaleur ? La différence est du plus au moins, et, si nous ne trouvons pas dans la nature de ces quatre éléments, dans nos climats, les raisons suffisantes de la manifestation de la cause épidémique, au moins, en présence de cette analogie et des faits qui témoignent des influences positives de ces éléments, nous occuperons-nous sérieusement de les combattre.

Or, ces éléments de décomposition organique, nous les retrouvons dans plusieurs de nos communes ravagées par l'épidémie.

Nous voyons, dans l'une, un ruisseau mal alimenté par des sources intermittentes parcourir la partie basse du village, dont il est l'égoût, le réceptacle de toutes les immondices, et présentant assez souvent, dans une partie de son lit au moins, à l'air, au soleil, le dépôt de ces immondices, de ces matières végétales et animales, qui deviennent ainsi des foyers d'infection.

Pendant les inondations, l'eau, mal renfermée dans un lit inégal et mal entretenu, va se déverser à droite et à gauche, déposant jusque dans les habitations, la plupart étroites et déjà très humides, les matières animales et végétales qu'elle renferme, et qui se retrouvent dans les mêmes conditions physiques de décomposition ; en sorte que ce ruisseau et ses bords, les rues adjacentes qui le longent, les habitations elles-mêmes présentent un vaste foyer d'épidémie.

Ailleurs, des causes semblables, des inondations, des eaux croupissantes qui laisseront à sec un lit rempli de ces matières, et là encore, les mêmes conditions physiques, les mêmes effets.

Ces conditions, comme nous l'avons dit, ne sont point sans doute la cause déterminante du fléau ; mais, reconnaissons qu'elles sont nécessairement fatales au milieu d'une épidémie :

alors la cause pathogénique est complexe, les effets sont multiples, et les symptômes éclatent dans toute leur intensité.

Dans ce travail, trop court pour nous livrer à de longs développements, nous n'insisterons pas sur d'autres causes aggravantes du choléra : nous aurons occasion d'y revenir encore.

Avant d'entrer dans l'appréciation des faits thérapeutiques que nous avons pu recueillir, nous présenterons quelques déductions tirées de nos observations, des lésions anatomiques et des symptômes du choléra.

Jetons d'abord un coup d'œil rapide sur les altérations anatomiques les plus constantes, mentionnées dans les auteurs, et auxquelles nous joindrons, si on veut bien nous le permettre, le résultat de quelques autopsies que nous avons pu pratiquer en 1849.

Chez des sujets qui ont succombé à la période algide, nous voyons une cyanose générale, presque ecchymotique de la peau, particulièrement des extrémités; une teinte violacée des muscles, des os spongieux, de la racine et de la couronne même des dents. A l'ouverture de l'abdomen, on trouve l'épiploon injecté; la masse intestinale présente le plus souvent une coloration violacée; la surface interne, des nuances variables d'un rouge clair ou foncé, quelquefois lie de vin, noirâtre. Les tuniques sont épaissies, remplies de sang. Nous constatons ensuite très souvent une éruption de petits corps d'un blanc mat, durs, ovalaires, de la grosseur d'une tête d'épingle, dont quelques auteurs ont voulu faire le caractère anatomique de la maladie; le liquide contenu dans l'estomac, en plus ou moins grande quantité, est blanc, floconneux, quelquefois d'un jaune brun. Sa composition, d'après plusieurs expériences, est identique avec la sérosité du sang.

Les ganglions mésentériques sont hypertrophiés, injectés; la vessie, contractée, renferme un liquide épais, jaunâtre. La rate est petite, noire, quelquefois volumineuse, dure et cependant friable ; les reins ramollis, gorgés de sang. Le sang de la veine cave et des gros vaisseaux est noir, visqueux, le cœur petit, friable, ou volumineux, couvert d'ecchymoses. Les poumons, engoués, présentent des noyaux ecchymotiques ; la muqueuse des bronches est épaissie, violacée. Le foie est rempli également d'un sang noir, poisseux ; la vésicule biliaire, le canal cholédoque, d'une bile très foncée.

Les méninges sont injectées ; le cerveau est congestionné ; les sinus, les vaisseaux cérébraux rachidiens plus ou moins gorgés de sang.

Ainsi, tous les organes nous présentent des congestions, des épanchements sanguins. Les lésions elles-mêmes de l'intestin, ces colorations diverses qu'il nous présente, ne sont que les résultats d'une stase sanguine, adynamique, et non d'un travail inflammatoire. Si nous pratiquons, en effet, des injections d'eau dans les artères mésentériques, elles entraînent tout le sang épanché, et rendent aux parois intestinales leur couleur naturelle.

L'éruption psorentérique ne constitue pas elle-même une lésion spéciale ; on la retrouve dans tous les cas où il y a augmentation de l'exhalation intestinale. Nous ne reconnaissons pas dans ces lésions les caractères d'une phlegmasie ; ils n'existent réellement pas.

En examinant de près ces désordres anatomiques, ces infiltrations, ces épanchements sanguins dans le tissu cellulaire, le cerveau, les poumons, le foie, les reins, la rate, les muscles, les muqueuses, les séreuses, les parois artérielles et les os eux-mêmes, et, au milieu de tous ces tissus mous, friables, de cette apoplexie en masse, un sang épais, pris en gelée, quelle impression éprouvons-nous, lorsque surtout nous voyons des cas de choléra nerveux, je dirais presque sans phénomènes digestifs ?

Si nous assistons ensuite à la scène des accidents foudroyants d'un choléra algide, nous sommes frappés de l'instantanéité, de la gravité, de la rapidité de ces accidents. Toutes les grandes fonctions de l'économie sont tombées tout à coup dans le collapsus et l'incohérence; l'harmonie est brisée, les forces anéanties, la résistance vitale sidérée, le principe de l'existence menacé.

Nous avons vu toutes les altérations organiques se résumer dans un seul fait, un ramollissement de tous les tissus, en quelque sorte une apoplexie générale. Toutes les lésions fonctionnelles semblent se résumer elles-mêmes dans un seul : l'épuisement, l'anéantissement de toutes les forces agissantes et radicales. Ainsi, altération de tous les tissus, lésion de toutes les grandes fonctions de l'économie. Or, le système nerveux et le système circulatoire, répandus dans tous les tissus, président à l'accomplissement régulier de ces fonctions. Il n'est pas un seul organe qui puisse exister sans eux : partout où il y a vie, il y a du sang et des rameaux nerveux pour l'entretenir. L'existence normale de l'un de ces systèmes est la condition nécessaire de l'existence physiologique de l'autre, de l'équilibre et de l'harmonie de ces fonctions. L'innervation ou la circulation suspendue, le résultat est le même, c'est l'extinction de la vie; aussi, la souffrance de l'un est-elle suivie de la souffrance consécutive de l'autre.

Nous jugeons alors le point de départ de tout le cortége de ces désordres fonctionnels et organiques, une altération spéciale, une intoxication du sang par un principe délétère, subtil, se jouant de toutes nos investigations chimiques, une altération consécutive, nécessaire, du système nerveux, réagissant à son tour sur les organes placés sous sa dépendance, et principalement sur ceux de la vie organique. L'estomac, ce *sensorium commune* du sens vital, chargé en quelque sorte de résumer et d'exprimer les souffrances des autres organes, privé lui-même de ses stimulus physiologiques, entre en éréthisme, et donne le premier signal d'une souffrance intime. Ainsi, nous nous expliquons les troubles de la circulation, la cyanose, le refroidissement, l'absence du pouls, des sécrétions et de la respiration; l'absence, en second lieu, des contractions du cœur: la décomposition du sang soustrait à la vie en deux parties, l'une solide et l'autre liquide; la facilité avec laquelle les vaisseaux, privés de leur contractilité ordinaire, laissent échapper l'eau du sang qui s'écoule dans les intestins; l'inertie des parois de ces vaisseaux, privés de leur incitabilité nerveuse, laissant exsuder les liquides sans pouvoir les reprendre; toute la série, en un mot, des désordres nerveux.

Passant à un autre ordre de faits, nous apprécions comment la force brute ne peut rien contre la cause épidémique, lorsque la force de résistance en préserve des individus que nous croyons faibles, débiles; comment la peur, semblable à une pointe sur une machine électrique, soustrait à l'organisme son fluide nerveux et stupéfie nos forces radicales. Nous nous expliquons la triste prédilection du fléau pour les nouveaux venus dans les localités où il règne, par une impressionnabilité plus grande du système nerveux à un contact subit du principe septique, principe qui, par l'habitude, ne jouit plus que d'une puissance relative; ces attaques si fréquentes à la suite de déperditions nerveuses par un excès quelconque; les suites des moindres écarts aux règles de l'hygiène, tendant à modifier les qualités normales du sang et de l'innervation. Ces excès, ces écarts ajoutent autant de coefficients aux causes morbides qui frappent le système nerveux et nous livrent à la merci du génie épidémique.

Ces considérations nous conduisent à l'application des moyens préservatifs du choléra. Nous comprenons, en effet, la nécessité de veiller à toute l'intégrité des fonctions de la circulation et de l'innervation, dont l'équilibre assure à l'organisme sa force de résistance, cette force harmonique qui sera, chez quelques sujets frêles, plus puissante que la force matérielle de ces athlètes de santé, qui ont payé un large tribut à l'épidémie, fait sur lequel nous revenons parce qu'il est plus imposant que toutes les théories.

Nous éloignerons donc toutes les causes morbides capables d'altérer ces principes de l'existence physiologique de nos organes, ces causes prédisposantes de l'épidémie, sur lesquelles on n'a cessé d'insister.

Nous trouverons, dans l'emploi raisonné des ressources de l'hygiène publique et privée, dans l'application bien comprise de ses préceptes, des mesures rationnelles, d'une utilité incontestable, sur quelques-unes desquelles nous nous arrêterons : ainsi, l'assainissement de nos localités, l'éloignement de toutes les causes d'insalubrité, prochaines ou éloignées, la disparition de tout ce qui peut engendrer une mauvaise aération.

Nous avons jugé tous les dangers des excès et surtout dans le régime alimentaire; c'est que, lorsque nous nous écartons alors des saines lois de la nature, notre résistance vitale s'affaisse, et nous livre sans défense aux causes morbides. Cette épidémie ne nous en a donné que de trop nombreux et trop tristes exemples.

Cette question du régime alimentaire nous amène à parler du choix des aliments. Nous n'admettons pas d'une manière absolue la défense de tel ou tel légume, de telle ou telle viande. Si l'un ou l'autre, en effet, est un prédisposant en temps d'épidémie, c'est moins, et l'on peut s'en convaincre tous les jours, par ses qualités que par son ingestion dans un estomac peu accoutumé à le recevoir. Tout nous semble ici dépendre de l'habitude; il est toujours dangereux de changer brusquement sa manière de vivre et son alimentation.

Les caractères des lésions organiques et fonctionnelles réclament d'une manière générale l'emploi des excitants généraux les plus actifs, l'application des révulsifs les plus énergiques, capables de rendre aux fonctions organiques leur énergie, leur résistance vitale qui s'épuise, les principes de l'innervation profondément altérée; l'administration des calmants, des sédatifs propres à apaiser le système nerveux en insurrection.

Mais, avouons-le, tous ces moyens, qui peuvent sans doute susciter des modifications physiologiques plus ou moins heureuses, ne s'adressent qu'à des effets; *ils ne vont pas droit au danger*, à cette lésion *sine materiâ* du système nerveux, qui se révèle encore ici et à laquelle il nous faudrait opposer des moyens prompts et énergiques, un spécifique. Privé d'une telle ressource, le médecin ne sera cependant pas condamné à l'impuissance, devant même les accidents les plus graves, la période la plus intense, l'état algide.

Au nombre des moyens qui nous ont semblé mériter le plus de faveur, nous placerons l'ipécacuanha, dont nous avons pu souvent étudier les effets, apprécier les avantages dans la majorité des cas, et sur l'emploi duquel on nous permettra de nous arrêter, avant de présenter les résultats de quelques-unes de nos observations, recueillies dans le traitement de cette épidémie.

Sous l'influence de ce médicament, administré à haute dose et dès le début, nous avons vu les vomissements s'arrêter, les selles cesser ou au moins diminuer, les crampes perdre de leur violence, le pouls se relever, une réaction générale, salutaire, s'établir.

Les conditions essentielles de ces succès, c'est l'administration du médicament chez des sujets dont la constitution et l'âge permettent d'espérer encore une puissance suffisante de réaction, chez lesquels un état pathologique particulier ne présenterait pas une contre-indication spéciale; c'est son administration dès le début de la maladie et à haute dose, à 18 décigrammes et 2 grammes, que nous faisons prendre dans un verre d'eau tiède en une seule fois ou deux, mais alors dans l'intervalle seulement de quelques minutes. Nous varions nécessairement cette dose suivant l'âge, la force du sujet et l'intensité de la maladie.

A dose réfractée, en effet, on jettera le malade dans un état de malaise et de syncope même où il pourra succomber; à la dose vomitive ordinaire, les vomissements seront lents, difficiles; le malade pourra encore tomber dans cet état de malaise prolongé, qui se manifestera lui-même par une petitesse plus grande du pouls, par le refroidissement plus rapide des extrémités.

Si le médicament n'est pas promptement administré, dès le début; si le malade est déjà dans une période algide prononcée, l'état pathologique de l'estomac ne lui permettra pas de réagir, il aura perdu sa faculté réactionnelle; rien ne réveillera ses fonctions vitales.

Il semble alors, en effet, que tous les ressorts de l'économie se soient détendus, que l'incitabilité se soit radicalement éteinte.

L'emploi de l'ipécacuanha nous a procuré également des résultats satisfaisants, dans les cas de cholérine, de suette, d'embarras gastrique, qui se sont présentés chez un grand nombre de nos malades.

Cette médication, que nous voyons reposer sur les effets physiologiques et thérapeutiques de l'ipécacuanha, nous pouvons même dire sur la nature des lésions organiques et fonctionnelles, cette médication n'est point cependant absolue pour nous; nous ne serons pas exclusifs, même dans cette épidémie, où, malgré l'identité des symptômes chez tous, nous devons toujours individualiser le malade et généraliser la maladie.

L'emploi des opiacés a été général dans le traitement de cette épidémie: les avantages qu'ils nous offrent au début ou pendant le cours de la période algide, ont pu être appréciés par tous. Nous dirons cependant qu'ils nous ont aussi semblé incontestables, lorsque la période de réaction s'établissant lentement, les vomissements même ayant cessé, des douleurs épigastriques vives persistent. Ainsi, sous l'influence de ces moyens, ces douleurs ont été moins vives, la réaction surtout a été plus franche. Quelques antispasmodiques, et particulièrement le sous-nitrate de bismuth, nous ont également procuré, dans ces différents cas, des résultats satisfaisants.

Nous avons dû, dans plusieurs circonstances, donner une préférence spéciale aux sels de morphine chez des malades qui nous présentaient surtout les douleurs d'une gastralgie vive, persistante, rebelle aux moyens ordinaires, où l'extrait gommeux d'opium et le laudanum, à des doses même assez élevées, échouaient le plus souvent. L'emploi alors de l'acétate de morphine à l'intérieur a été quelquefois, nous osons le dire, héroïque. Nous l'appliquions aussi, dans quelques cas, à l'épigastre, sur le derme dénudé.

En présence des accidents cérébraux, des congestions, qui compliquent assez souvent la période de réaction, nous pouvons craindre de voir éclater ou s'aggraver ces accidents sous l'influence de ces différents moyens. Cette crainte, cependant, ne nous paraît pas fondée. Ces médicaments nous semblent en effet agir surtout localement, calmer directement l'état nerveux de l'estomac. Portés dans la circulation, leur action sur les centres nerveux détermine une dépression générale, plutôt bienfaisante que nuisible, dans cet état surtout d'éréthisme général, d'impatience, d'inquiétude, où se trouve souvent le malade. D'ailleurs, si le résultat de cette action était une congestion céphalique, nous admettrions difficilement l'emploi des opiacés dans quelques affections inflammatoires, où l'élément nerveux prédomine, où nous devons redouter ces congestions, et, cependant, où ces moyens trouvent une si heureuse application ; ils inspireraient réellement plus de crainte que de confiance.

Nous ne pensons donc pas, et les faits, nous le verrons,

viennent à l'appui de cette manière de voir, nous ne pensons pas que l'on doive rejeter ces moyens dans la période de réaction; l'emploi n'en sera nécessairement pas répété souvent, l'action soutenue pendant un certain temps : la dépression qui en résulterait déterminerait sans doute des accidents graves.

Nous insistons sur cette question, parce que l'indication des opiacés se présente souvent dans le traitement qui nous occupe, parce que nous avons vu assez souvent des accidents digestifs céder surtout à quelques préparations spéciales, les sels de morphine, dont l'action nous a semblé plus prompte, plus heureuse, et que nous avons cru devoir constater ici. Elle nous montre, en effet, d'une manière particulière, la nature de ces accidents, dont la lésion du système nerveux seule nous explique la gravité, la résistance à des moyens ordinaires.

Les observations qui suivent nous permettront d'apprécier d'une manière plus exacte la valeur de ces différents moyens, que nous avons voulu simplement soumettre à l'appréciation impartiale de nos confrères, qui pourront renouveler nos expériences, si de nouveaux malheurs les appellent à combattre le fléau.

OBSERVATIONS.

P., âgé de 40 ans, tempérament nerveux, bonne constitution.

Le 8 juin, après quelques jours d'indisposition, où le malade a de la diarrhée, il est atteint subitement de vomissements, de crampes, au milieu desquels nous le trouvons. Ces vomissements sont blancs, caséiformes; il y a une altération profonde des traits et de la voix ; la figure, les extrémités sont froides, le pouls petit, faible.

Ipécacuanha, 18 décigrammes dans un verre d'eau tiède, frictions, sinapismes, etc., etc. Une heure après, les vomissements ont cessé, ainsi que les crampes ; la peau est moins froide, le pouls, toujours faible, se relève cependant sensiblement.

Le 9, les selles ont cessé également, la réaction est presque complète ; infusions de thé, de menthe, potion avec acétate d'ammoniaque.

Le 10, l'état du malade laisse peu à désirer, la chaleur est normale, le pouls régulier ; le malade est en bonne voie de convalescence.

R., âgée de 57 ans, tempérament nerveux prononcé, jouissant en général d'une bonne santé. Le 8 juin, cette femme, atteinte de diarrhée, a passé plusieurs nuits à soigner les malades ; elle est prise de vomissements violents, caractéristiques, des crampes ont lieu simultanément, les traits sont profondément altérés, la voix est presque éteinte, le pouls faible, la cyanose commence.

Ipécacuanha, 18 décigrammes dans un verre d'eau tiède, que la malade boit, à deux reprises, dans l'intervalle de cinq ou six minutes. Les vomissements, suspendus pendant quelques instants, se répètent plusieurs fois pendant un quart d'heure, et cessent définitivement ; ils ne présentent plus, à la fin, de traces du médicament ; ils sont jaunes, verdâtres. Sinapismes aux extrémités, frictions ammoniacales, emploi de tous les moyens propres à établir la réaction. Deux heures plus tard, les selles, les crampes ont cessé ; le pouls se relève, la chaleur reparaît.

Le 9, l'état général est satisfaisant, la réaction cependant est encore incomplète ; le pouls, encore faible, dépressible pendant quelques jours, où la malade reste faible, et après lesquels elle se rétablit rapidement.

P., petite fille de 4 ans. Le 10, cette enfant, qui avait de la diarrhée, éprouve des vomissements, des contractions spasmodiques dans les membres. Les yeux sont cernés, la figure et les extrémités froides, déjà cyanosées.

L'ipécacuanha est donné dans de l'eau sucrée, par cuillerées à café, à des intervalles rapprochés, jusqu'à effet vomitif prononcé. Les accidents nerveux, qui prédominent chez cette enfant, cèdent promptement, ainsi que les vomissements et les selles; le 11, elle est rétablie. Il a été impossible de lui faire prendre autre chose que de l'eau sucrée.

R., J.-C., 47 ans, tempérament sanguin-nerveux, constitution robuste.

Le 23 juin, ce malade, atteint de diarrhée depuis plusieurs jours, est pris subitement de vomissements violents, des crampes les plus douloureuses: il pousse des cris perçants; le pouls a disparu en quelques minutes, la cyanose est générale. Il est quatre heures du soir. Ipécacuanha, 2 grammes; frictions ammoniacales les plus énergiques pratiquées sur les membres et sur le trajet de la colonne vertébrale en même temps. Des vomissements abondants ont lieu quelques instants après l'administration de l'ipécacuanha; ils se répètent quatre ou cinq fois dans l'espace d'un quart d'heure, et cessent complétement, ainsi que les selles; les crampes conservent encore pendant une heure une certaine violence.

Infusions chaudes aromatiques, potion éthérée d'acétate d'ammoniaque, etc., etc.

A six heures, le pouls se relève, il est bien sensible; la peau est moins froide, l'anxiété moins grande; le malade n'éprouve plus que quelques crampes, à des intervalles éloignés, et dont la douleur est supportable. A dix heures, le malade est dans un état de prostration extrême; la figure cependant est meilleure, l'esprit est calme.

Infusions de menthe éthérée, la même potion.

Le 24 et le 25, le malade est encore dans cet état de prostration; la réaction s'établit difficilement, lentement. Enfin, le 26, elle est générale, complète. Mais des accidents de congestions du côté du cerveau se présentent; ils sont facilement combattus par des révulsifs ordinaires, sinapismes, vésicatoires, et, le 5 juin, le malade est bien rétabli.

J., âgé de 37 ans, tempérament bilioso-nerveux.

Le 10 juillet, diarrhée abondante pendant deux jours; le 12, abattement général, bourdonnements d'oreilles, demi-surdité, altération particulière dans les traits, affaiblissement de la voix.

A huit heures du soir, vomissements, crampes simultanées, froid général, aphonie presque complète, pouls presque insensible.

Ipécacuanha, 2 grammes. Les vomissements se répètent plusieurs fois; ils n'ont plus lieu définitivement une demi-heure après; les crampes ont cessé elles-mêmes. Le 13, le pouls s'est bien relevé, la chaleur se rétablit aux extrémités. Le 14, la réaction est à peu près complète; le pouls, cependant, est lent, dépressible. Le malade est très faible, il se rétablit sans accident, mais avec la plus grande lenteur.

S., âgée de 45 ans, bonne constitution.

Le 14 juillet, atteinte d'une diarrhée, malgré laquelle elle a toujours travaillé à la campagne, elle est prise de vomissements, de crampes; le pouls est très petit, les extrémités froides: ces accidents ont marché avec la plus grande rapidité. Ipécacuanha, 18 décigrammes, frictions, etc. Les vomissements, qui succèdent, cessent promptement, ainsi que les selles; le pouls se relève rapidement, la réaction est presque immédiate; le 15, elle est complète: il y a une chaleur douce, halitueuse à la peau, la malade est très calme. Elle commet pendant sa convalescence plusieurs imprudences, qui retardent seules son rétablissement.

N., âgée de 40 ans, tempérament lymphatique. Cette femme a des selles fréquentes depuis deux jours, lorsque, le 16 juillet, elle éprouve des vomissements, des crampes ; il y a une altération rapide des traits, de la voix, chute du pouls, refroidissement général. Ipécacuanha, 2 grammes, frictions, sinapismes sur tous les membres, etc., etc. Les accidents cèdent promptement. Le 19, sentiment de pesanteur à l'épigastre, envie de vomir, langue chargée. Ipécacuanha, 15 décigrammes; le 21, la malade est en bonne voie de rétablissement.

J., âgée de 38 ans, tempérament sanguin-lymphatique, constitution forte. Diarrhée pendant huit jours. Le 20 juillet, cette femme, qui est nourrice, est atteinte de vomissements, de crampes, au milieu desquels nous la trouvons : l'enfant est sur le sein de sa mère, qu'elle lui laisse prendre dans le court intervalle de ses vomissements; la peau est froide, le pouls faible. Les caractères des matières vomies ne laissent aucun doute sur la nature de la maladie.

L'ipécacuanha, donné à 2 grammes, fait cesser également les vomissements et les selles ; la réaction s'établit assez rapidement, et quelques jours suffisent pour le rétablissement de la malade.

L'enfant a continué à être très bien portant.

J., 36 ans, tempérament sanguin. Le 26 juillet, après quelques jours de diarrhée, selles plus fréquentes, vomissements blancs, crampes, altération des traits, refroidissement général, pouls petit, faible. Ipécacuanha, 18 décigrammes ; les accidents cèdent également. Le 27, le pouls est à peu près normal, la réaction franche, mais le malade accuse une douleur obtuse à l'épigastre : il y a des envies de vomir, souvent des efforts. Le 28, la douleur est vive, aiguë : l'extrait gommeux d'opium et le sous-nitrate de bismuth restent sans effet. Le 29, la douleur est la même : acétate de morphine, 5 centigrammes ; la douleur alors cesse graduellement. Le 31, le malade est en bonne convalescence.

D., 34 ans, tempérament nerveux. Le 22 juillet, selles fréquentes, envies de vomir, efforts de vomissements; le 23, ces vomissements ont lieu, se répétant à des intervalles éloignés. Le 24, où nous voyons ce malade, les vomissements ont cessé; céphalalgie, yeux injectés, pouls large, fréquent : douze sangsues derrière les oreilles, sinapismes. Le 25, le malade accuse de la douleur au creux épigastrique, des envies nouvelles de vomir : vésicatoire à l'épigastre, potion éthérée laudanisée. Le 26, la douleur est vive, persistante, hoquet fatigant. Le 27, acétate de morphine, 6 centigrammes dans la journée. Le 28, les accidents ont définitivement cessé.

Nous ne multiplierons pas ces observations, où nous pouvons constater les effets de l'ipécacuanha, malgré l'emploi simultané des autres moyens propres à développer une réaction générale. Les faits déposent toujours en faveur de ce médicament.

Nous remarquons surtout la cessation prompte des vomissements, dont les matières ne présentent plus quelquefois, sur la fin, les mêmes caractères.

La troisième observation nous présente une enfant chez laquelle l'ipécacuanha a pu être seul administré, et cependant les accidents ont cédé avec la plus grande facilité.

Nous voyons aussi l'ipécacuanha répété avec avantage. Quelquefois, en effet, lorsque surtout la réaction est lente le troisième ou le quatrième jour, il y a des besoins nouveaux de vomir, la langue en général est chargée; alors, si l'état général le permet, l'administration de l'ipécacuanha sera encore suivie de succès.

Nous n'avons rien à dire de l'emploi de quelques autres médicaments qui n'ait été jugé lui-même; ainsi, du sulfate de quinine, dans le cas où des accidents secondaires affectent une forme intermittente, circonstance seule où nous avons cru devoir l'employer; du quinquina, dans la convalescence, où l'on doit s'attacher à relever les forces du malade par des toniques. Ce sera cependant surtout par le régime le plus approprié à son état et qui sera suivi avec la plus grande prudence, dans cette période difficile et pleine de dangers, où l'irritabilité des organes digestifs s'éveille sous les plus légères influences.

Dans ce faible aperçu, nous avons dit bien peu; mais, si l'on veut rassembler sous un coup d'œil ces idées, que nous ne pouvons exposer que brièvement, on verra qu'en réalité nous résumons ce que la science et l'expérience ont à peu près pu conquérir dans cette carrière si mystérieuse et si inexplorée jusqu'aujourd'hui ; c'est-à-dire l'origine, les symptômes, les moyens thérapeutiques les plus puissants. Nous éprouvons quelque satisfaction à offrir cette faible esquisse à nos concitoyens pour le bien de l'humanité; et, puisque j'ai prononcé le mot d'humanité, j'ai besoin, en terminant, d'exprimer mes sentiments de respectueuse sympathie pour ceux que j'ai vus, dans cette époque, en servir si bien les intérêts.

Ces actes de bienfaisance, ces services accomplis pour une si belle cause, m'ont souvent ému et étonné par leur générosité et leur élan spontané. Aussi, qu'il me soit permis ici de saluer de ma sincère admiration les actes de personnages éminents qui ont été, pendant ces jours d'affliction, comme la Providence visible de nos populations désolées. Et à qui appartiendrait-il davantage de le proclamer qu'à celui qui, perpétuellement au lit du malade, a pu mieux y juger leur dévouement? Le pays conservera longtemps dans ses souvenirs de reconnaissance la mémoire de deux magistrats illustres de ce département. Mais, comme le zèle bienfaisant et infatigable de M. le préfet de la Haute-Saône et de M. le sous-préfet de notre arrondissement (1) a été général, leur éloge appartient à toutes les bou-

(1) M. Dieu, préfet de la Haute-Saône; M. le baron Voirol, sous-préfet de l'arrondissement de Gray.

ches : je ne fais ici que joindre ce léger tribut à celui de tant d'autres qui, sans doute, sauront mieux les louer que je ne pourrais le faire moi-même.

Mais, il est un homme qui, appartenant à nos contrées et s'y étant dévoué tout entier, a un droit spécial à notre gratitude.

En traitant particulièrement de l'épidémie, j'aurais cru manquer à la justice la plus sacrée, si je n'avais attaché à ces pages de nos malheurs un nom qui en est inséparable. On a dit que c'était dans les calamités publiques que se montraient sans fard les cœurs généreux; je dirai plus, c'est dans les fléaux désespérants, qui choisissent également leurs victimes parmi ceux qui aspirent à en être les réparateurs, que se montre l'héroïsme du dévouement. Devant cette puissance impénétrable et terrible de la contagion, on a vu trop de cœurs tremblants pâlir et s'éloigner, trop d'affections chanceler et se démentir en face du danger, pour ne pas apprécier toute la noblesse et la beauté d'un tel exemple, quand il vient d'ailleurs d'un si haut rang.

M. le duc de Marmier, depuis plus de trois mois, n'a cessé de porter dans nos contrées, avec les secours des hommes de l'art qu'il s'était attachés, les consolations et les bienfaits. Infatigable, il a su se multiplier autant que le fléau qu'il voulait combattre. Pour nous, qui, sans cesse au chevet des malades, pouvons sonder de plus près l'indigence sur son grabat désolé, nous avons reconnu bien des fois la main d'où découlaient tant de largesses, quoiqu'elle se fût glissée sous le voile de la modestie et du silence. En ce moment, ce nous est un besoin de proclamer ce que seul, peut-être, nous avons pu bien connaître. Au surplus, ce n'est pas d'aujourd'hui que M. le duc s'est acquis des droits à la reconnaissance. L'épidémie, qui sévissait à Paris en 1832, l'avait déjà trouvé aussi empressé et aussi dévoué; et dans cette ville, où tant de noms et tant de gloire s'éclipsent, il était resté béni et aimé. Dès ce temps, il obéissait aux sentiments de générosité et de bienfaisance qui, dans sa noble famille, distinguée à tant d'autres titres, sont aussi héréditaires que la naissance; sentiments qu'il nous semble voir briller d'un éclat d'autant plus beau, que M. le duc de Marmier, dans l'éloignement des affaires et dans la retraite qu'il a voulu se faire, en avait, à l'avance, comme signalé l'abnégation et le sacrifice. Qu'il nous pardonne donc ce passager hommage, dont nous ne sommes d'ailleurs que l'écho : nous avons cru donner une satisfaction au pays tout entier en lui prêtant notre voix dans cette circonstance.

Et puis, après ces jours de tristes préoccupations, de spectacles funèbres, je n'ai pu me défendre, en finissant, de reposer mes regards sur ce tableau, qui m'offrait quelque chose de délicieux et de consolant. J'avais parlé de morts et de causes si terribles de morts : n'était-il pas naturel de vouloir terminer par un trait qui rappelle le dévouement et le sacrifice, de couvrir ces images sombres du sépulcre par les images si douces de la bienfaisance et de la vie, de même qu'*après le trépas, on vient jeter une fleur sur des tombeaux*?